BEI GRIN MACHT SICH IHR WISSEN BEZAHLT

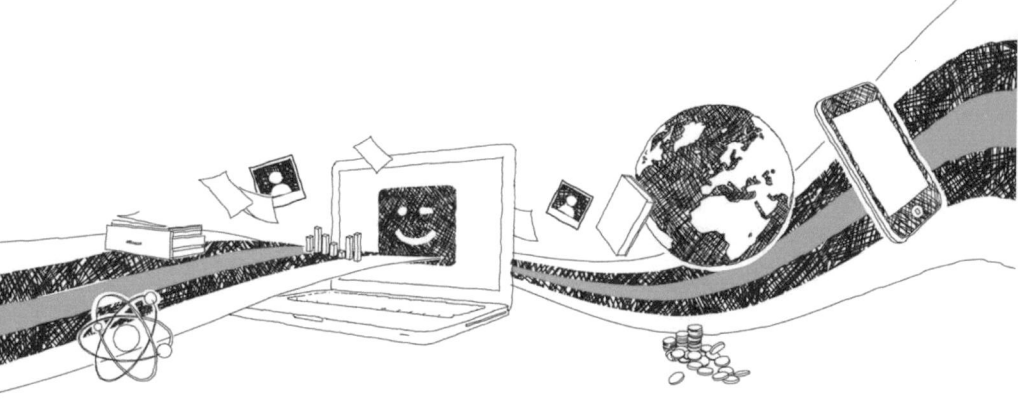

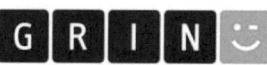

Christoph Bärwald

Beschwerdemanagement in der Altenhilfeeinrichtung

GRIN Verlag

Bibliografische Information der Deutschen Nationalbibliothek:

Die Deutsche Bibliothek verzeichnet diese Publikation in der Deutschen National-
bibliografie; detaillierte bibliografische Daten sind im Internet über http://dnb.d-
nb.de/ abrufbar.

Impressum:

Copyright © 2010 GRIN Verlag, Open Publishing GmbH
Druck und Bindung: Books on Demand GmbH, Norderstedt Germany
ISBN: 978-3-640-87704-1

GRIN - Your knowledge has value

Der GRIN Verlag publiziert seit 1998 wissenschaftliche Arbeiten von Studenten, Hochschullehrern und anderen Akademikern als eBook und gedrucktes Buch. Die Verlagswebsite www.grin.com ist die ideale Plattform zur Veröffentlichung von Hausarbeiten, Abschlussarbeiten, wissenschaftlichen Aufsätzen, Dissertationen und Fachbüchern.

Besuchen Sie uns im Internet:

http://www.grin.com/

http://www.facebook.com/grincom

http://www.twitter.com/grin_com

Qualitätsmanagement

Beschwerdemanagement

Am Beispiel der Altenhilfeeinrichtung

vorgelegt am: 2010

an der :   Fachhochschule Nordhausen
Studiengang: Gesundheit- und Sozialwesen

von: Christoph Bärwald

Inhaltsverzeichnis

1 Einleitung

Beschwerden wurden nicht immer eine enorme Bedeutung beigemessen. Unzufriedene und zurückbleibende Kunden sind die Reaktionen auf dieses Fehlverhalten. Heutzutage misst man den Beschwerden der Kunden eine zunehmend hohe Bedeutung bei und versucht, den Kunden an die jeweiligen Unternehmen langfristig zu binden. Beschwerden sind unbeliebt, sollten aber als Chancen der Betriebe gesehen werden, Schwachstellen zu entdecken und zu beheben. Mitarbeiter sollten dahingehend geschult werden, den richtigen Umgang mit den Kunden zu lernen, um so Effektivität und Kundenzufriedenheit auf lange Zeit zu gewährleisten.

Auch in Institutionen des Gesundheitswesens hat sich ein ausgereiftes Beschwerdemanagement positiv geäußert und findet immer vermehrt Anwendung. Beschwerden sind zu wertvollen Ressourcen geworden, die helfen Risiken zu identifizieren und Prozesse zu optimieren. Beschwerdemanagement bietet die Möglichkeit, die Qualität der Leistungen in allen Bereichen der Einrichtung systematisch und kontinuierlich zu verbessern, um so den neuen Herausforderungen des Gesundheitssystems begegnen zu können. Eine systematische Erfassung, Bearbeitung und Auswertung von Beschwerden ermöglicht den Einrichtungen eine Verbesserung der Arbeitsprozesse und kann bei richtiger Anwendung zu einem hohen internen Nutzen führen.

Im Rahmen dieser Hausarbeit definieren die Autoren zunächst allgemein den Begriff der Beschwerde und des Beschwerdemanagements. Fortfahrend wird zwischen direkten und indirekten Beschwerdemanagement unterschieden. Kapitel vier gilt dem internen und externen Beschwerdemanagement. Der fünfte Punkt erläutert speziell den Beschwerdemanagementprozess in der Altenhilfe genauer. Dabei gehen wir auf die drei Hauptschritte zur systematischen Durchführung eines Beschwerdemanagements in der Altenhilfe ein sowie auf Maßnahmen zur praxisorientierten Durchsetzung der einzelnen Schritte. Das Fazit am Ende dient der Zusammenfassung der vorher beschriebenen Teilgebiete.

2 Definition Beschwerde und Beschwerdemanagement

„Umfassend definiert sind Beschwerden Artikulationen von Unzufriedenheit, die gegenüber Unternehmen oder auch Drittinstitutionen mit dem Zweck geäußert werden, auf ein subjektiv als schädigend empfundenes Verhalten eines Anbieters aufmerksam zu machen, Wiedergutmachung für erlittene Beeinträchtigungen zu erreichen und/oder eine Änderung des kritisierten Verhaltens zu bewirken […]."[1]

Mit anderen Worten gesagt, umfasst die Beschwerde Frustrationen der Kunden, welche diese gegenüber Unternehmen äußern. Beschwerden sollten in der Regel als Chance gesehen werden, eventuelle oder schon vorhandene Schwachstellen in Unternehmen zu erkennen, damit diese beseitigt werden können und um eine Minderung des schon vorhandenen Schadens zu erhalten.

Unternehmen sollten dem Kunden das Gefühl vermitteln Willkommen zu sein. Dadurch kann man den Kunden langfristig an seine Institution binden. Dementsprechend sollte als Reaktion auf eine Beschwerde, dem Kunden eine kleine Wiedergutmachung mit auf dem Weg gegeben werden. Andererseits sollten Mitarbeiter dahingehend sensibilisiert werden, kleinere Missgeschicke im Vorfeld zu vermeiden. Die Kundenbindung ist sehr bedeutend und muss gepflegt werden, um dem Kunden eine Beschwerde so angenehm wie möglich zu machen.

Das Management im Allgemeinen, befasst sich mit der Annahme, der Planung, der Durchführung und Kontrolle der Maßnahmen, die eine Unternehmung im Zusammenhang mit Kundenbeschwerden hat. Die Beschwerde, wie oben schon definiert, steht im unmittelbaren Kontakt mit den Kunden. Zum einen, um die Kundenbindung zu stärken, zum anderen, um Schwachstellen des Unternehmens durch die Kunden zu erfahren.

„Ziele des Beschwerdemanagements liegen in der Stabilisierung gefährdeter Kundenbeziehungen und der Qualitätssicherung. Zur Zielerreichung sind die Aufgaben des direkten und indirekten Beschwerdemanagementprozesses zu erfüllen. Zudem bedarf es einer konsistenten Gestaltung von personalpolitischen, informationstechnologischen und organisatorischen Rahmenbedingungen."[2]

---

[1] Quelle: Stauss, B. / Seidel, W. (2007), S. 49.
[2] Quelle: GWV Fachverlage GmbH: Prof. Dr. B. Stauss,
http://wirtschaftslexikon.gabler.de/Definition/beschwerdemanagement.html, abgerufen am 12.11.2010.

Zudem sollte der persönliche Kontakt zum Kunden ausschlaggebend für die Herstellung deren Zufriedenheit sein. Hierbei ist es wichtig, dem Kunden die Strategie des Unternehmens zu verdeutlichen, um diesen auf die Umsetzung von Problemen aufmerksam zu machen.

Mit diesen Zielvorstellungen kann man die Mitarbeiter in den Unternehmen schulen, um so entstehende Kosten zu minimieren und um den Kunden mit kleinen Aufmerksamkeiten zufrieden zu stellen.[3]

3 Direktes und indirektes Beschwerdemanagement

Das Beschwerdemanagement wird in direkte und indirekte Beschwerdemanagementprozesse unterteilt. Der direkte Beschwerdemanagementprozess betrifft alle Schritte, welche im direkten Kontakt mit dem Beschwerdeführer stattfinden und besteht aus der Beschwerdestimulierung, der Beschwerdeannahme, der Beschwerdebearbeitung sowie der Beschwerdereaktion. Der indirekte Beschwerdemanagementprozess besteht aus der Beschwerdeauswertung und dem Beschwerdemanagement-Controlling und wird von Unternehmen dazu benutzt, um die Beschwerden für eine Verbesserung der Abläufe zu nutzen. Dies nur zum besseren Verständnis der folgenden Kapitel.

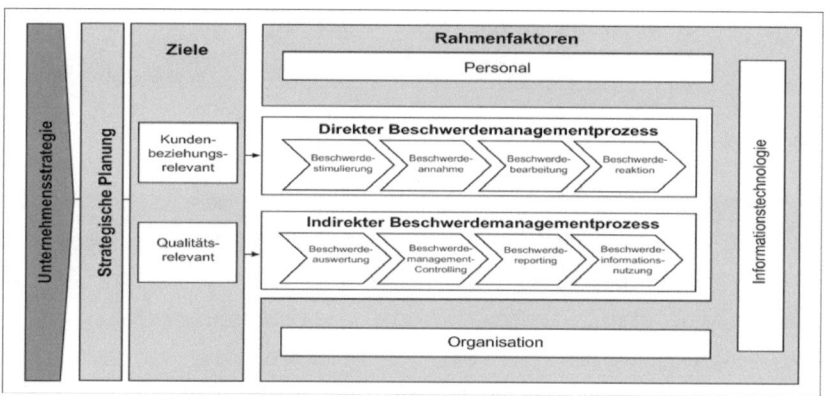

Abbildung 1: Beschwerdemanagementprozess
Quelle: http://wirtschaftslexikon.gabler.de/media/291/222597.png, abgerufen am 27.11.2010.

---

[3] Vgl. GWV Fachverlage GmbH: Prof. Dr. B. Stauss, http://wirtschaftslexikon.gabler.de/Definition/beschwerdemanagement.html, abgerufen am 12.11.2010.

4 Internes und externes Beschwerdemanagement

Speziell im Bereich des Gesundheitswesens beschweren sich Patienten seltener, als in anderen Branchen. Das liegt daran, da es im Gesundheitswesen einige Besonderheiten gibt. Beispielsweise stellt eine Beschwerde eine emotionale Belastung für den Patienten dar. Ein behandlungsbedürftiger Patient fühlt sich stark abhängig. Sie haben Angst ihren Beschwerdegegner nach ihrer Genesung erneut in einer abhängigen Position begegnen zu können. Das kann dazu führen, dass der Betroffene seine Unzufriedenheit nicht dem Betrieb kundtut, sondern verstärkt im Freundes- und Bekanntenkreis. Man darf nicht vergessen, dass sich die Kernleistung des Gesundheitswesens nicht auf irgendwelche Waren beläuft, sondern auf sehr intime Dienstleistungen. Hierbei spielt das Vertrauensverhältnis zwischen Dienstleister und Patient eine zentrale Rolle. Oft entstehen persönliche Verhältnisse, die es dem Patienten zusätzlich erschweren sich zu beschweren. Ein anderer Punkt ist, dass sich Patienten seltener beschweren, weil sie weniger an den Erfolg einer Beschwerde glauben und weil gesundheitsbezogene Dienstleistungen oft nicht mit einer Erfolgsgarantie verbunden sind. Wegen diesen genannten Gründen und Besonderheiten des Gesundheitswesens reicht ein internes Beschwerdemanagement nicht aus. Es wird ein zweistufiges Modell empfohlen, welches ein internes und externes Beschwerdemanagement integriert. Deswegen sollte es Patienten im Rahmen des Gesundheitssystems möglich sein, sich auch an externen Stellen beschweren zu können.[4]

5 Beschwerdemanagement in der Altenhilfe

Da in stationären Altenhilfeeinrichtungen der Mensch mit seinen Wünschen und Bedürfnissen im Vordergrund steht, ist es immens wichtig Anregungen, Kritiken und Beschwerden der Bewohner und Bewohnerinnen ernst zu nehmen, um den Lebensalltag der pflegebedürftigen Menschen stets verbessern zu können und der Pflegeeinrichtung ein profitables Image zu verschaffen sowie die Qualität der Einrichtung messbar machen zu können. Aus diesen Gründen hat sich das Beschwerdemanagement nun auch in Einrichtungen des Gesundheitswesens fest

---

[4] Vgl. http://www.spitex-luzern.ch/fileadmin/pdf/Beschwerdemanagement.pdf

etabliert und bezahlt gemacht. Die Umsetzung eines solchen Beschwerdemanagements am Beispiel der Altenhilfeeinrichtung besteht aus dem oben in Punkt drei bereits genannten Einzelschritten, denen in der Praxis konkrete Maßnahmen zugeordnet werden. Wiederholend bestehen die drei wesentlichen Schritte aus der Beschwerdestimulierung, der Beschwerdeannahme, -bearbeitung und -reaktion sowie der Beschwerdeauswertung. Im Folgenden werden nun diese Einzelschritte als auch die Maßnahmen zu den jeweiligen Schritten genauer erläutert.

5.1 Beschwerdestimulierung

Die Beschwerdestimulierung dient dem Zweck die Beschwerdebereitschaft zu fördern und somit Beschwerdeschwellen möglich niedrig zu halten und abzubauen, denn Beschwerden sollen zeitnah und ohne emotionalen Druck geäußert werden.[5] Es ist wichtig, dass jeder Beschwerdeführer von der Institution ernst genommen wird und seiner Unzufriedenheit Beachtung geschenkt wird. Es muss bei den Bewohnern und Bewohnerinnen das Gefühl entstehen, dass Beschwerden erwünscht sind. Hierbei appelliert man stark an die Mitarbeiter, die durch ihr Verhalten signalisieren sollen, dass Beschwerden gewollt sind. Zusätzlich muss es leicht zugängliche Beschwerdekanäle geben, die allen Bewohnern und deren Angehörige auch bekannt sind, denn dadurch signalisiert die Einrichtung, dass sie Interesse an Beschwerden hat und diese schnellstmöglich beseitigen möchte. Man unterscheidet zwischen persönlichen, telefonischen und schriftlichen Beschwerdewegen, wobei den Bewohnern alle drei Beschwerdewege angeboten werden sollten, um ein möglichst breites Feld der Beschwerdestimulierung abzudecken. Im pflegerischen Bereich bietet sich der mündliche Beschwerdeweg an, der auch bevorzugt angewendet wird, denn die Bewohner stehen im direkten Kontakt mit den Mitarbeitern. Dies setzt hohes Einfühlungsvermögen und Flexibilität der Mitarbeiter voraus, da die Kommunikationsmöglichkeiten der Bewohner häufig sehr unterschiedlich und eingeschränkt sind. Die Bewohner unterscheiden sich in ihrer Persönlichkeit und ihrem individuellen Erfahrungshintergrund und körperlich-organische sowie psychovegetative Veränderungen schreiten bei älteren Menschen höchst unterschiedlich voran. Außerdem geht jeder Mensch bei der Auseinandersetzung mit

---

[5] Vgl. Tinnefeldt, G. (2005), S.19.

den Symptomen des Alterns unterschiedlich um. Mitarbeiter sollten die Konzentrations- und Aufmerksamkeitsfähigkeit sowie die Informationsverarbeitung und -speicherung jedes Bewohners abwägen können und durch angemessene Fragetechniken die Zufriedenheit beziehungsweise Unzufriedenheit in einem Gespräch ermitteln können. Bei den Gesprächen wird eine langsame und deutliche Sprache der Mitarbeiter vorausgesetzt und notfalls durch Wiederholen von Fragen mit unterschiedlichen Formulierungen ergänzt. Die Antworten der Bewohner sollten rückgekoppelt werden, um sicherzustellen, dass alles korrekt verstanden wurde und Verständnisproblemen entgegen zu wirken. In den Gesprächen können auch Hilfsmittel, in Form von Bildern oder Symbolen, verwendet werden, die ein bestimmtes Thema oder auch eine Bewertung repräsentieren. Dies kann bei Bewohnern mit stark eingeschränkter Kommunikationsmöglichkeit, etwa bei demenziell Erkrankten, sehr nützlich sein. Des Weiteren kann das Gespräch mit Angehörigen gesucht werden und gebeten werden Hilfestellung bei Verständigungs- und Verständnisproblemen mit den Bewohnern zu leisten. Alles in allem ist es wichtig genügend Zeit einzuplanen, damit Bewohnern als auch Angehörigen die Möglichkeit zum Nachdenken sowie zur inneren Verarbeitung gegeben ist. Pflegekräfte sollten durch die Grundhaltung der Empathie, Kongruenz und Akzeptanz bestimmt sein. Regelmäßig einmal pro Monat wäre eine Ermittlung der Zufriedenheit und Unzufriedenheit wünschenswert. Darunter dürfen die Qualität der Pflege, Versorgung und vor allem die Beziehung zwischen Pflegenden und zu Pflegenden nicht leiden. Fortfahrend sollte es den Bewohnern und ihren Angehörigen erlaubt sein, sich anonym beschweren zu können. Anonyme Beschwerden können mündlich über einen Seelsorger und schriftlich über einen „Kummerkasten" abgegeben werden, falls Gefühle von Unterlegenheit und Angst vor negativen Sanktionen vorhanden sind. [6]

Es gibt aber auch weitaus simplere Maßnahmen, um die Beschwerdestimulierung in Altenheimen anzuregen. Beispielsweise durch den Aushang von Organigrammen. Hier werden im Eingangsbereich Groborganigramme ausgehängt, dass das komplette Altenpflegeheim mit allen Fachbereichen sowie Leitungsstellen und den Namen der Leitungsstelleninhaber/-innen im Überblick darstellt. Hinzu werden auch Detailorganigramme inklusive Vor- und Nachnamen und neutrale Tätigkeitsbezeichnungen für beispielsweise die Verwaltung, den Empfang und den

---

[6] Vgl. Prof. Dr. Märle Poser, Christiane Pross-Löhner: Beschwerdemanagement in Altenhilfeeinrichtungen, https://www.fh-muenster.de/fb12/downloads/intranet/poser/5semester/Lerneinheit_Beschwerdemanagement.pdf, abgerufen am 20.11.2010.

einzelnen Wohnbereichen ausgehängt, was Strukturen ersichtlich macht und Zuständigkeiten regelt. Ein weiterer Punkt wäre das Tragen von Namensschildern für alle Mitarbeiter, eingeschlossen derjenigen Mitarbeiter, die keinen direkten Bewohner- oder Angehörigenkontakt haben. Auf den Namensschildern ist der Vor- und Nachname als auch der Tätigkeitsbereich der Mitarbeiter vermerkt. Bilanzgespräche nach Vertragsabschluss könnten auch hilfreich sein. Dort würde mit Bewohnern und Bewohnerinnen innerhalb von drei Monaten nach Vertragsabschluss ein Bilanzgespräch geführt, um sich ein genaues Bild über die Zufriedenheit mit den angebotenen Leistungen zu verschaffen. Die Interviews werden dokumentiert und die Dokumentation und Auswertung der Gespräche werden einmal jährlich im Leitungskreis präsentiert. Manche Heime sehen das Beschwerdemanagement als Vertragsbestandteil und haben das Recht, Wünsche und Beschwerden zu äußern, fest in ihrem Heimvertrag verankert. Zusätzlich könnte man in einem Turnus von zwei Jahren Kundenbefragungen mit Hilfe von Fragebögen durchführen. Die Befragungsergebnisse würden Ansätze zur Qualitätsverbesserung geben. Einige Pflegeheime verschicken auch einen jährlichen Weihnachtsgruß an die Angehörigen, dem eine Kurzbefragung mit drei bis fünf Kernfragen zum Service- und Beschwerdeverhalten beiliegt.[7]

5.2 Beschwerdeannahme

Hat sich der Beschwerdeführer entschlossen, eine Beschwerde mitzuteilen, ist die Beschwerdestimulierung abgeschlossen und der Schritt der Beschwerdeannahme beginnt. Die Beschwerdeannahme umfasst den Erstkontakt der Einrichtung mit dem Beschwerdeführer als auch die Erfassung des Beschwerdeinhaltes. Mitarbeiter der Altenhilfeeinrichtung müssen auf mögliche Beschwerdesituationen vorbereitet sein. Deshalb ist es wichtig, dass die Mitarbeiter über Beschwerde- und Bearbeitungswege von der Einrichtung informiert werden.[8] Um zu gewährleisten, dass Beschwerden schnell und eindeutig dokumentiert und anschließend bearbeitet werden, wird häufig das Prinzip der „Complaint Ownership" angewendet, was bedeutet, dass

---

[7] Vgl. Tinnefeldt, G. (2005), S.19f.
[8] Vgl. Prof. Dr. Märle Poser, Christiane Pross-Löhner: Beschwerdemanagement in Altenhilfeeinrichtungen, https://www.fh-muenster.de/fb12/downloads/intranet/poser/5semester/Lerneinheit_Beschwerdemanagement.pdf, abgerufen am 20.11.2010.

„Diejenige Person, im Unternehmen, die von einem Kunden über ein Problem als erste informiert wird bzw. als erste ein Kundenproblem wahrnimmt, ist ab diesem Zeitpunkt dafür verantwortlich, dass dieses Problem als Beschwerde erkannt, erfasst und bearbeitet wird. Sie hat das „Eigentum an dieser Beschwerde" [...] erworben."[9]

Der Mitarbeiter, der sich einer Beschwerde angenommen hat, also der Beschwerdeeigentümer, wird von seinem Amt wieder befreit, sobald das Problem der Beschwerde gelöst ist oder der weitere Bearbeitungsprozess gesichert ist. Um ein solches Beschwerdeannahmekonzept mit größtmöglicher Effizienz durchführen zu können, ist eine Schulung des Personals unentbehrlich. Kommunikationsfähigkeit, Verhaltensflexibilität und klare Verhaltensrichtlinien sind unabdingbare Werkzeuge, die die Mitarbeiter gegenüber den Bewohnern anwenden und verinnerlichen müssen. Sind Mitarbeiter nicht darauf geschult, so kann es zwischen Beschwerdeführer und dem angehenden Beschwerdeeigentümer sehr schnell zu emotionalen Störungen kommen, die sich natürlich negativ auf die Kommunikation und den Beschwerdeannahmeprozess auswirken, in dem beide Seiten verärgert oder enttäuscht sind. Es würden weitere Beschwerden geäußert, die meist durch Fehler und falsche Reaktionen in der Beschwerdeannahme entstehen. Ein gutes Arbeitsklima und ein intaktes Verhältnis zwischen Führungskräften und dem Personal tragen ebenfalls zu einem erfolgreichen Beschwerdeannahmeprozess bei. Es ist wichtig, dass das Prinzip der „Complaint Ownership" konsequent durchgeführt wird, denn die Grundlage für den nächsten Schritt, der Beschwerdebearbeitung, sind klare Zuständigkeiten und Abläufe bei der Beschwerdeannahme.[10]

5.3 Beschwerdebearbeitung und -reaktion

Auf die Beschwerdeannahme folgt der Schritt der Beschwerdebearbeitung und -reaktion. Dies ist der letzte Schritt des direkten Beschwerdemanagementprozesses. Nach Stauss und Seidel werden unter dem Begriff „Reaktion" „...alle Aktivitäten zusammengefasst, die der Kunde wahrnimmt und die sich deshalb unmittelbar auf

---

[9] Quelle: Stauss, B. / Seidel, W. (1998), S. 103.
[10] Vgl. Prof. Dr. Märle Poser, Christiane Pross-Löhner: Beschwerdemanagement in Altenhilfeeinrichtungen, https://www.fh-muenster.de/fb12/downloads/intranet/poser/5semester/Lerneinheit_Beschwerdemanagement.pdf, abgerufen am 23.11.2010.

seine Beschwerdezufriedenheit auswirken. Dazu gehört die gesamte Kommunikation mit dem Kunden während des Bearbeitungsprozesses (Eingangsbestätigung, Zwischen- und Endbescheid) sowie die endgültige Problemlösung/Wiedergutmachung."[11]

Alle anderen Aktivitäten bei der jeweiligen Problembearbeitung werden für den Beschwerdeführer nicht wahrnehmbar intern durchgeführt. Die internen Bearbeitungsschritte haben im Vergleich zur Reaktion eher einen indirekten Einfluss auf die Beschwerdezufriedenheit. Hier geht es mehr um die Qualität ihrer Ausführung und um die Einhaltung zeitlicher Vorgaben.[12]

Diese internen Bearbeitungsschritte sollen also den kompletten Bearbeitungsprozess optimieren und gewährleisten, dass Probleme auf dem schnellsten Weg weitergeleitet werden. Jede Einrichtung muss klare Strukturen bei der Vorgehensweise der Beschwerdebearbeitung festlegen. Umgesetzt wird dies meist durch unterschiedliche Abteilungen, die jeweils feste Kompetenzen und Handlungsanweisungen besitzen. Hat eine Abteilung ihre Aufgabe erledigt, so wird sie zur Weiterbearbeitung an die nächste dafür zuständige Abteilung weitergereicht. Die Beschwerdeabwicklung, die in einem angemessenen zeitlichen Rahmen liegt, wird durch festgelegte Terminvorgaben gewährleistet, denn die Dauer der Bearbeitung einer Beschwerde beeinflusst die Zufriedenheit der Bewohner. Bewohner und Angehörige sollten bei einem Verzug der Beschwerdebearbeitung darüber informiert werden. Die Prozessschritte der Beschwerdebearbeitung müssen auf die Bedürfnisse der Heimbewohner ausgerichtet sein und sollten zur effektiven Durchführung logisch aufeinander abgestimmt sein. Enorm wichtig für die internen Bearbeitungsschritte ist es, dass alle notwendigen Informationen einer Beschwerde festgehalten werden. Beschwerdeerfassungsbögen oder ein PC-gestütztes Beschwerdemanagementsystem können dabei sehr hilfreich sein. Der gesamte Prozess sollte ein standardisiertes Verfahren darstellen, dass jedem Mitarbeiter bekannt ist, um so die Qualität der Beschwerdebearbeitung als auch die Beschwerdebearbeitung selbst zu sichern. Ebenfalls ist es wichtig, dass auf jedes geäußerte Problem eine angemessene Reaktion folgt. Ziel ist es, den Beschwerdeführer ernst zu nehmen. Können Problemäußerungen nicht sofort

---

[11] Quelle: Stauss, B. / Seidel, W. (1998), S. 145.
[12] Vgl. Stauss, B. / Seidel, W. (1998), S. 145.

behoben werden oder erscheinen manche Beschwerden als nicht nachvollziehbar, so werden sie dennoch entgegengenommen und bearbeitet. Auch hier erhalten die Beschwerdeführer eine eindeutige Reaktion. Es sollte den Mitarbeitern klar sein, dass sie mit ihrem Verhalten, beim Kontakt mit den Bewohnern, Einfluss auf die Repräsentation der ganzen Einrichtung haben. Deshalb sollten sich die Mitarbeiter durch einen respektvollen Umgang mit subjektiv begründeten Beschwerden der Bewohner auszeichnen. Führungskräfte sollten eine Vorbildfunktion gegenüber ihren Mitarbeitern einnehmen und ihnen vorleben, dass jeder für eine gute Leistung selbst verantwortlich ist. Eine besonders wichtige Rolle im Umgang mit Beschwerden und bei der Beschwerdereaktion spielt die persönliche Wertschätzung, denn jeder Mitarbeiter, der sich selbst wertschätzt und geachtet wird, kann besser und leichter mit Konflikten und Kritiken umgehen und wirkt sich positiv auf die Beschwerdereaktion aus.[13]

5.4 Beschwerdeauswertung

In der Beschwerdeauswertung können die gesammelten Beschwerdeinformationen für innerbetriebliche Verbesserungen genutzt werden. Hier bricht der direkte Bezug zum Beschwerdeführer ab und bezieht sich auf die interne Perspektive der Einrichtung. Jetzt gilt es Schwachstellen und Mängel mit Hilfe des indirekten Beschwerdemanagementprozesses herauszufinden. Die Einrichtung kann nun Probleme systematisch bearbeiten, Folgebeschwerden minimieren und nicht nur eine Problemdiagnose, sondern auch eine wirksame Problemprävention betreiben. Eine wirksame Problemprävention erreicht man, wenn man den quantitativen und qualitativen Gehalt der Beschwerden erhebt. In Altenhilfeeinrichtungen lässt sich mit Hilfe von Diagrammen die Häufigkeit der Beschwerden gut darstellen und Verbesserungspotenziale erkennen.[14]

Eine optimale monatliche Beschwerdehäufigkeit lässt sich aus der Anzahl der Bewohner/-innen geteilt durch die zwölf Monate des Jahres errechnen. Man geht bei

---

[13] Vgl. Prof. Dr. Märle Poser, Christiane Pross-Löhner: Beschwerdemanagement in Altenhilfeeinrichtungen, https://www.fh-muenster.de/fb12/downloads/intranet/poser/5semester/Lerneinheit_Beschwerdemanagement.pdf, abgerufen am 24.11.2010.
[14] Vgl. ebd.

diesem Ansatz davon aus, dass jede/-r Bewohner/-in oder deren Angehörigen mindestens einmal im Jahr eine Beschwerde äußern, die auch dokumentiert wird.[15]

Möchte man die Häufigkeiten der Beschwerden mit der von den Bewohnern empfundenen Relevanz in Beziehung setzen, so verwendet man die Frequenz-Relevanz-Analyse von Beschwerden. Hierzu werden in grafischer Form die Bedeutung von Problemen und die Auftretenswahrscheinlichkeit gegenübergestellt. Es wird ein Fragebogen entwickelt, der die am häufigsten aufgetretenen Probleme beinhaltet und anschließend dem Beschwerdeführer vorgelegt. Dieser ermittelt, ob das Problem bei ihm aufgetreten ist und wie die Gewichtung empfunden wird. Die Ergebnisse werden erneut ausgewertet und grafisch dargestellt.[16]

6 Fazit

In den bereits aufgezeigten theoretischen Endergebnissen wurde bewiesen, dass ein Beschwerdemanagement in allen Branchen und Unternehmen Sinn macht, eingeschlossen des Gesundheitswesens. Die vorher beschriebenen Teilgebiete wurden von den Autoren, wenn auch nur im kurzen Umfang, erklärt.

Ein gutes Beschwerdemanagement bedeutet noch lange nicht, dass man in Zukunft nur zufriedene Heimbewohner haben wird. Zur Motivationssteigerung hilft oft ein ehrlich gemeintes Lob. Die Autoren sind der Meinung, dass eine hundertprozentige Kundenzufriedenheit kaum erreicht werden kann. Ein unzufriedener Bewohner ist daher keine Schande für Altenhilfeeinrichtungen, denn Kritik sollte als Chance zur Weiterentwicklung gesehen werden.

Die Autoren tendieren ebenfalls dazu, dass die Praxis von der Theorie in Altenhilfeeinrichtungen stark abweicht und die Bedürfnisse, Wünsche und Vorlieben der Menschen nicht wirklich im Mittelpunkt stehen, wo sie eigentlich stehen sollten. Aufgrund der fest vorgeschriebenen Zeitpläne und Strukturen, müssen sich Bewohner an diesen Strukturen orientieren, anstatt frei und autonom entscheiden zu können. Dadurch erfahren sie mehr Fremdbestimmung als Selbstbestimmung. Chronischer Geldmangel der Einrichtungen und die damit verbundene

---

[15] Vgl. Tinnefeldt, G. (2005), S.29.
[16] Vgl. Prof. Dr. Märle Poser, Christiane Pross-Löhner: Beschwerdemanagement in Altenhilfeeinrichtungen, https://www.fh-muenster.de/fb12/downloads/intranet/poser/5semester/Lerneinheit_Beschwerdemanagement.pdf, abgerufen am 26.11.2010.

Unterbesetzung des Personals als auch qualifizierter Fachkräfte prägen das Bild von heute.

Um ein gutes Beschwerdemanagement in Altenhilfeeinrichtungen umsetzen zu können, braucht es genügend fachlich ausgebildetes Personal, dass sich die Zeit nehmen kann mit Wertschätzung, Flexibilität, Respekt und Empathie auf die Bewohner einzugehen, um auch Patienten mit stark eingeschränkten Kommunikationsmöglichkeiten sowie demenziell Erkrankten eine Chance zu geben, Beschwerden äußern zu können.

Quellenverzeichnis

Literaturquellen

- Bruhn, Manfred [Homburg, Christian]: *Kundenbindungsmanagement:* Grundlagen, Konzepte, Erfahrungen. [2. Auflage] Wiesbaden: Gabler, 1999.

- Stauss, Bernd [Seidel, Wolfgang]: *Beschwerdemanagement:* Unzufriedene Kunden als profitable Zielgruppe. [4., vollständig überarbeitete Auflage] München: Hanser, 2007. –ISBN 978-3-446-40593-6.

- Tinnefeldt, Gerhard: *Beschwerdemanagement in der Altenpflege:* Leitfaden und Musterhandbuch für die Praxis. [1. Auflage] Hannover: Schlütersche, 2005. –ISBN 3-89993-423-7.

- Stauss, Bernd [Seidel, Wolfgang]: *Beschwerdemanagement:* Fehler vermeiden – Leistung verbessern – Kunden binden. [2. Auflage] München: Hanser, 1998. – ISBN 3-446-19346-4.

- Frieling-Sonnenberg, Wilhelm: *Altenpflegeheim-Management unter neuen Bedingungen:* Der Mensch im Mittelpunkt? [1. Auflage] Frankfurt am Main: Mabuse, 1997. –ISBN 3-929106-40-X

Internetquellen

- Quelle: GWV Fachverlage GmbH: Prof. Dr. B. Stauss,
  http://wirtschaftslexikon.gabler.de/Definition/beschwerdemanagement.html,
  abgerufen am 12.11.2010.
- Quelle: Michael Löhr: Beschwerdemanagement,
  http://www.dequs.de/seminar/download/0607/loehr.pdf, abgerufen am
  15.11.2010.
- Quelle: http://www.business-wissen.de/service/ beschwerdemanagement/
  wikipedia.html, abgerufen am: 19.11.2010.
- Quelle: Prof. Dr. Märle Poser, Christiane Pross-Löhner:
  Beschwerdemanagement in Altenhilfeeinrichtungen, https://www.fh-
  muenster.de/fb12/downloads/intranet/poser/5semester/Lerneinheit_Beschwer
  demanagement.pdf, abgerufen am 20.11.2010.
- Quelle: http://www.pqsg.de/, abgerufen am 22.11.2010.
- Quelle: Beschwerdemanagement Spitex Stadt Luzern: http://www.spitex-
  luzern.ch/fileadmin/pdf/Beschwerdemanagement.pdf, abgerufen am
  24.11.2010.